中风患者自我管理手册

关风光　主编

科 学 出 版 社

北　京

内 容 简 介

　　本书系编者在系统总结与归纳多年临床经验的基础上，参考有关专业书籍资料以及临床实践标准，针对中风患者及其家属在生活中遇到的问题和处理方法编写而成的。全书共 8 个部分，内容涉及中风相关知识、安全用药管理、日常膳食管理、生活起居管理、情志管理、康复锻炼管理、中医特色康复及社会家庭和人际关系管理。书中图文并茂，深入浅出，示例得当切题，简明准确，且非常具有科普性，有较强的实用性、知识性和创新性。

　　本书可供康复护理工作者、社区卫生工作者、中风患者及其家属护理人员阅读参考使用，也可作为一般大众的科普读物进行普及阅读和了解。

图书在版编目（CIP）数据

中风患者自我管理手册/关风光主编. — 北京：科学出版社，2017.5
　ISBN 978-7-03-052683-0

Ⅰ.①中… Ⅱ.①关… Ⅲ.①中风−防治−手册 Ⅳ.R743.3-62

中国版本图书馆CIP数据核字(2017)第085809号

责任编辑：郭海燕／责任校对：李　影
责任印制：赵　博／封面设计：陈　敬

科 学 出 版 社 出版

北京东黄城根北街16号
邮政编码：100717
http://www.sciencep.com

中国科学院印刷厂　印刷
科学出版社发行　各地新华书店经销

＊

2017年5月第　一　版　开本：720×1000　1/16
2018年9月第二次印刷　印张：5 3/4
字数：72 000

定价：**48.00元**
（如有印装质量问题，我社负责调换）

前　言

　　中风作为一种慢性病，需要患者自身具备较强的疾病管理能力，以促进康复锻炼、提高生活质量、减少复发率。为此，我们编写了《中风患者自我管理手册》。

　　本手册根据中风恢复期患者的自我管理现状及其相关影响因素，结合中医护理特色，从中风相关知识、安全用药管理、日常膳食管理、生活起居管理、情志管理、康复锻炼管理、中医特色康复、社会家庭和人际关系管理八个部分进行阐述。以表、图、视频的形式加以呈现，简明易懂，简便实用，易于模仿和掌握，是一部科学实用的参考书，可供康复护理工作者、社区卫生工作者及家庭护理人员参考使用。

　　本书编写过程中得到了福建中医药大学第二人民医院领导的高度重视和大力支持与医护同仁们的积极参与和无私帮助，在此一并表示衷心感谢！本书虽经反复讨论、修改和审阅，但由于编者水平所限，对书中的纰漏和不足，祈望专家、同行及广大读者不吝指正。

编　者

2017 年 4 月

目　录

第1部分　中风相关知识

中风流行病学

"中风"是脑卒中的俗称。我国每年有200万人因中风死亡，2016年中国脑卒中大会上，与会专家强调，目前我国确诊慢性病例患者约2.6亿人，脑血管病被列为第一致死病因。

- 每个人一生中有1/6的几率患中风；
- 中国居民每年因脑卒中死亡人数约200万；
- 全球每6秒会有1人死于中风，每2秒会有1人发生中风，并且不分年龄和性别；
- 全球3000万中风患者，多数因此而留下残疾；
- 小于45岁的患者已接近全部患者的1/5。

中风简介

中风中最常见的类型是缺血性中风，主要包括脑血栓形成和脑栓塞，原因是脑供血动脉内形成血栓或者来自身体其他部位的栓子所堵塞，导致相应部位的脑组织缺血、坏死。脑组织主要是靠它的供血动脉运送新鲜血液，血液将氧气和营养物质带给脑组织，同时带走二氧化碳和代谢废物。

挽救"缺血半暗带"是关键

一旦动脉发生堵塞，脑细胞便不能产生足够的热量，核心区域的脑细胞一般在几分钟内就会停止工作，并很快的死亡，脑细胞一旦死亡便不可修复，那么，在核心区域周边有一个区域，医学上称之为"缺血半暗带"。

缺血半暗带

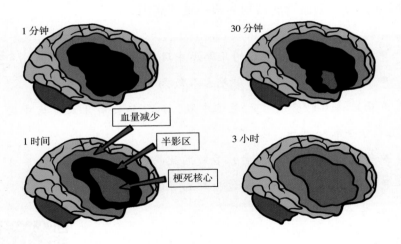

该区域的脑细胞在缺血发生以后暂时处于过渡期，如果能及时恢复血运，脑细胞可以存活，而如果继续缺血则可能发生脑细胞坏死，我们对脑中风患者进行抢救的重点就是要挽救这部分"缺血半暗带"的脑细胞，使其向好的方面转化，而不至于发生坏死。

中风的特点

（1）突然起病，以局灶性神经功能缺失为共同特性的急性脑血管疾病；

（2）为中老年人重要的死亡或致残原因，预防尤为重要。

中风的危险因素

哪些因素容易导致中风

与中风发生有关的因素通常称为危险因素。国内外对中风的危险因素进行了长期、深入的研究，并将中风的危险因素归纳为如下 2 类：

第一类：无法改变的因素

（1）年龄：年龄增高，发病率增加；

（2）性别：男性＞女性；

（3）家族史：有心脏血管疾病家族史，家属成员发生中风的可能性也增加。

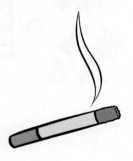

第二类：可以改变的因素

（1）高血压、高血脂、糖尿病、房颤；

（2）吸烟、酗酒、肥胖、运动量过少；

（3）既往有冠心病，或心脏病发作史；

（4）既往有外周动脉疾病史。

上述原因可以使中风发病的可能性增加，但通过控制或合理治疗后，发病的可

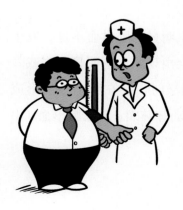

能性会有不同程度的降低。

为什么会发生中风

脑中风的最主要病因是动脉粥样硬化血栓形成。

绝大部分中风事件是发生在脑血管动脉硬化基础上的，随着年龄的增长和高血压、糖尿病、心脏病、高血脂、肥胖、颈动脉狭窄、吸烟和家族遗传等中风易患因素的综合作用，会导致脑血管的动脉硬化。

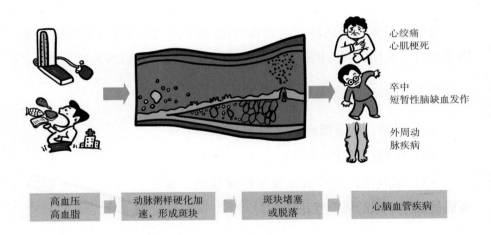

病变较轻、进展速度较慢者，不会发生明显的脑供血不足，发生中风的可能性也很小；病变较重者，可能会出现脑血管明显狭窄或者形成小动脉瘤，当受到外界环境因素的刺激时，会在脑动脉内形成血栓，造成脑梗死（缺血性中风）；或者脑动脉破裂，造成脑出血（出血性中风）。

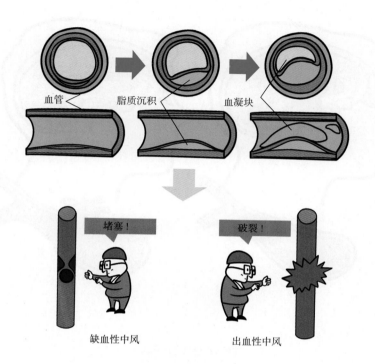

血管　　脂质沉积　　血凝块

堵塞！　　　　破裂！

缺血性中风　　　　出血性中风

中风的分类

缺血性脑卒中：脑血栓形成、脑栓塞。

出血性脑卒中：脑出血、蛛网膜下腔出血。

缺血性脑中风	出血性脑中风
血栓堵塞了脑动脉，使血液无法通过，造成脑部缺氧，出现偏瘫、吞咽困难与语言障碍	发生于脑血管破裂，血液渗入脑室，造成脑内高压，压迫脑组织，导致局部血液不畅，出现意识障碍，严重可危及生命！

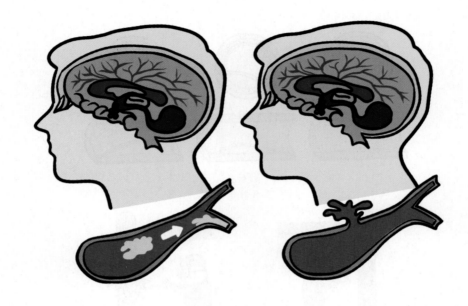

中风的原因

（1）高血压、脑动脉硬化：是最常见、最主要的中风病因，以年龄大的患者为多。

（2）脑动脉瘤和脑血管畸形：常见于较年轻的患者。

（3）各种血管炎：包括结核性、风湿性、结节性、红斑狼疮性、寄生虫性动脉炎和钩端螺旋体病等。

（4）各种心脏病：如风湿性心脏病、先天性心脏病、心力衰竭、心肌梗死、心房颤动。

（5）血液疾病：如白血病、血小板减少性紫癜、红细胞增多症、血友病等。

（6）代谢障碍：如糖尿病、酸中毒、碱中毒、尿毒症等。

（7）其他：如颅内感染、脑外伤、铅和一氧化碳中毒等。

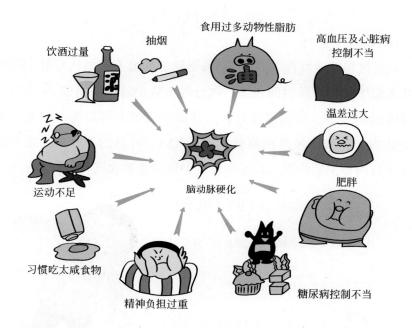

哪些人最容易患有脑卒中?

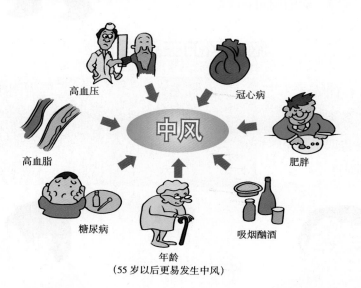

中风先兆

短暂性脑缺血发作（TIA）：输送脑部的血液和氧气暂时中断所致症状类似中风，持续时间很短，数分钟至数小时（不超过 24 小时）。因持续时间很短，病情迅速好转，常被患者及家属忽视，但是，半数以上的患者在脑中风发作前曾发生过 TIA，并且约 20%TIA 患者在随后 3 个月内会发生中风。TIA 是发生中风的重要先兆！

 突发颜面部、上下肢或单侧肢体无力

 突发言语障碍，或理解力下降

 单侧或双侧视物模糊

 突发头昏、平衡调节障碍或行走困难

 突发不明原因的头痛

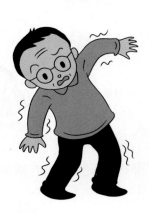

脑中风的主要症状

1.面瘫	2.肌无力	3.言语困难
——能微笑吗？	——能伸举上肢吗？	——能吐字清晰并能
——嘴角或眼角下		进行沟通吗？
垂吗？		

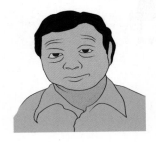

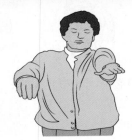

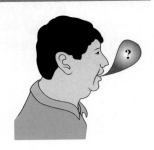

脑中风溶栓

溶栓应在中风最初的 4.5 小时内

促使"缺血半暗带"脑细胞向好的方面转化的最有效办法就是早期溶栓治疗，使血栓溶解、动脉重新开放，血流顺利通过。但溶栓的时机有限，有一个严格的时间窗。

根据 2016 年中国急性缺血性脑卒中静脉溶栓指导规范提出：在 3 ～ 6 小时的时间窗内有适应证者可溶栓治疗。研究表明，缺血性脑中风发病 4.5 小时内应用重组组织型纤溶酶原激活物 (rt-PA) 的静脉溶栓疗法，不仅显著减少了患者死亡及严重残疾的危险性，而且大大改善了生存者的生活质量，在发病 6 小时内采用尿激酶静脉溶栓治疗是比较安全有效的。

4.5 小时内 rt-PA 静脉溶栓的适应证、禁忌证及相对禁忌证

适应证
1. 有缺血性中风导致的神经功能缺损症状
2. 症状出现 <4.5 小时
3. 年龄 18 ～ 80 岁
4. 患者或家属签署知情同意书
5. 脑 CT 等影像学检查已排除颅内出血
禁忌证
1. 近 3 个月有重大头颅外伤史或中风史
2. 可疑蛛网膜下腔出血

续表

3. 近 1 周内有在不易压迫止血部位的动脉穿刺
4. 既往有脑内出血
5. 脑内肿瘤，动静脉畸形，动脉瘤
6. 近期有脑内或椎管手术
7. 血压升高：收缩压 ≥ 180 毫米汞柱，或舒张压 ≥ 100 毫米汞柱
8. 活动性出血
9. 急性出血倾向，包括血小板计数低于 100×10^9/ 升或其他情况
10. 48 小时内接受过肝素治疗（APTT 超出正常范围上限）
11. 已口服抗凝药者 INR>1.5 秒或 PT>15 秒
12. 目前正在使用凝血酶抑制剂或 Xa 因子抑制剂，各种敏感的实验室检查异常
13. 血糖 <2.7 毫摩尔 / 升
14. CT 提示多脑叶梗死（低密度影 >1/3 大脑半球）
相对禁忌证
1. 轻型中风或症状快速改善的中风
2. 妊娠
3. 痫性发作后出现的神经功能损害症状
4. 近 2 周内有大型外科手术或严重外伤
5. 近 3 周内有胃肠或泌尿系统出血
6. 近 3 个月内有心肌梗死史

　　注：APTT 表示活化部分凝血酶时间；PT 表示凝血酶原时间；INR 表示国际标准化比值

6 小时内尿激酶静脉溶栓的适应证及禁忌证

适应证
1.有缺血性中风导致的神经功能缺损症状
2.症状出现 <6 小时
3.年龄 18 ~ 80 岁
4.意识清楚或嗜睡
5.脑 CT 无明显早期脑梗死低密度改变，并已明确排除颅内出血
6.患者或家属签署知情同意书
禁忌证
同 4.5 小时内 rt-PA 静脉溶栓的禁忌证

静脉溶栓的监护及处理

1.患者收入重症监护病房或卒中单元进行监护
2.定期进行血压和神经功能检查，静脉溶栓治疗中及结束后 2 小时内，每 15 分钟进行一次血压测量和神经功能评估；然后每 30 分钟一次，持续 6 小时；以后每小时一次直至治疗后 24 小时
3.如出现严重头痛、高血压、恶心或呕吐，或神经症状体征恶化，应立即停用溶栓药物进行脑 CT 检查
4.如收缩压 ≥ 180 毫米汞柱或舒张压 ≥ 100 毫米汞柱，应增加血压监测次数，并给予降压药物
5.鼻饲管、导尿管及动脉内测压管在病情许可的情况下应延迟安置
6.溶栓 24 小时后，给予抗凝药或抗血小板药物前应复查颅脑 CT/MRI

溶栓中的特殊情况

心源性栓塞不是禁忌证。

月经期妇女——相对禁忌证（天坛医院经验）

妊娠和哺乳期妇女——绝对禁忌证（天坛医院经验）

溶栓的并发症

（1）脑内出血（脑实质血肿、出血性脑梗死）；

（2）溶栓继发的症状型颅内出血多发生在最初的 4 小时内；

（3）溶栓 36 小时后继发溶栓出血性极低；

（4）自发性出血转化发生率约为 5%；

（5）全身出血；

（6）再闭塞；

（7）药物过敏。

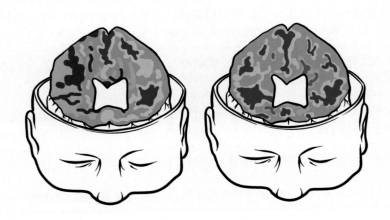

所以,提醒广大患者一旦出现肢体瘫痪、语言不利、偏身麻木、眩晕、恶心、呕吐、行走不稳等脑中风症状,一定不要在家等!应该立即呼叫电话 120,立即来医院诊治,为溶栓治疗提供时间保证。

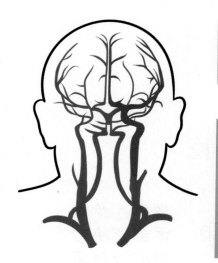

脑组织对缺血缺氧损害
非常敏感!

30 秒:脑代谢发生改变
1 分钟:神经元功能活动停止
5 分钟:将发生不可逆的损害

突遇中风,家属应采取哪些措施

如突然出现言语不清、一侧肢体麻木和 / 或无力、饮水呛咳、眩晕、剧烈头痛等症状, 应考虑有中风的可能,不能惊慌失措,立即到医院就诊;如果患者病情严重,或迅速进入昏迷:

(1)应先将患者平抬到床上,头部垫一低枕,并将头偏向一侧;

(2)取下假牙,及时清除口鼻中的分泌物及痰液,防止窒息;

(3)解开衣领,保持呼吸道通畅;

(4)若有抽搐,可将小毛巾垫于上下臼齿,防止舌被咬伤;

(5)千万不要企图唤醒患者而摇动其身体和头部。

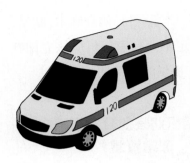

要及时联系急救电话
120 救护车辆及时将患者送
往医院

中风早发现

Face
微笑测试
请患者露齿或微笑
☐ 一边脸部表情不正常

Arms
举手测试
请患者闭眼，双臂平举 10 秒钟
☐ 一只手臂无法支撑

Spooch
语言测试
请患者背诵一句话
☐ 说话不清楚或无法说话

#@$%&

Time
发作时间
发现一项异常，请速拨打 120

救命 4 步骤
黄金 3 小时
切记 2 件事
发现 1 异常
快打 120

中风患者转运途中，要注意什么？

（1）在运送患者到医院的途中，要保护好患者，把患者平托起来使其在车上躺平；

（2）如无急救车，可用平板三轮车护送患者；

（3）沿途要有专门人员保护患者的头部，避免头部发生剧烈摇晃和震动；

（4）头的位置要偏向一侧，便于呕吐物从口腔中流出，以免误入气管内发生窒息；

（5）如患者神志清楚，要多给予劝说和安慰，以免其精神过分紧张加重病情；

（6）送患者入院尽量就近治疗，避免长途运送致病情恶化。

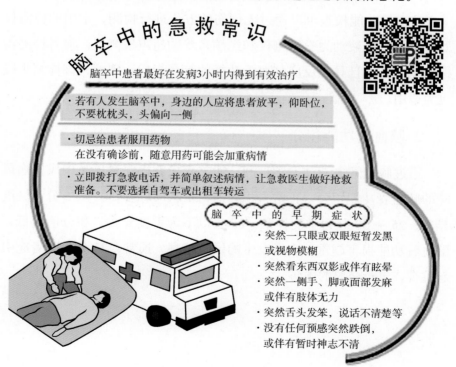

脑卒中的急救常识

脑卒中患者最好在发病3小时内得到有效治疗

· 若有人发生脑卒中，身边的人应将患者放平，仰卧位，不要枕枕头，头偏向一侧

· 切忌给患者服用药物
在没有确诊前，随意用药可能会加重病情

· 立即拨打急救电话，并简单叙述病情，让急救医生做好抢救准备。不要选择自驾车或出租车转运

脑卒中的早期症状

· 突然一只眼或双眼短暂发黑或视物模糊
· 突然看东西双影或伴有眩晕
· 突然一侧手、脚或面部发麻或伴有肢体无力
· 突然舌头发笨，说话不清楚等
· 没有任何预感突然跌倒，或伴有暂时神志不清

中风后遗症

认知障碍、运动障碍、感觉障碍、言语功能障碍、吞咽障碍、癫痫、心理或情感障碍。

中风的预测

中风发生，从表面现象看似乎是偶然事件，但实际上是脑血管长期受损害的必然结果。因此，了解和掌握脑血管受损害程度，可以预知中风发生的风险；针对受损的脑血管进行治疗，可有效预防中风发生。

1. 脑血管功能检查

脑血管功能检查可以通过无创伤的方法进行检测，常用的检测仪器有脑血管血液动力学检测仪和经颅多普勒超声检测仪，前者检测指标较全面，而且具有反应脑血管功能的综合指标，因而，该检测手段更为适用。

2. 脑血管功能积分

通过脑血管血液动力学检测，能够直接获得定量反映中风发病风险的脑血管功能积分，正常人积分值为 75 分以上，50 ~ 75 分为轻度异常，25 ~ 50 分为中度异常，25 分以下为重度异常。积分值越低，脑血管功能损害越重，中风发生的风险越高，通常，75 分以下者应引起重视，进行必要的预防。

中风高危人群筛查与干预流程图

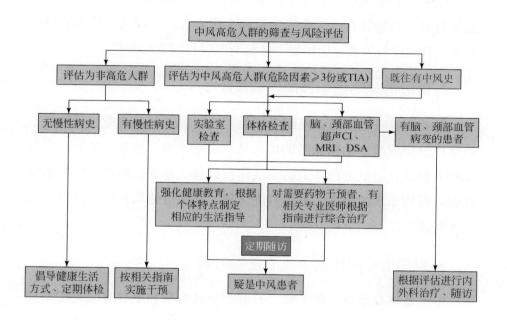

中风的预防

中风的预防应分为两个层次进行，即一般预防和重点预防。

一般预防

中风的一般预防主要针对普通大众人群的，尤其是具有中风危险因素的易患人群进行宣传教育和积极治疗，以改变生活行为方式和控制危险因素为主。

1. 改变不良的生活行为方式

在生活中某些生活行为因素与中风发病的风险密切相关，如吸烟、过量饮酒、高脂饮食、久坐等生活和工作方式、长期处于精神紧张状态等。针对这些因素，应根据个体的情况进行调整和改变。

2. 采取措施降低中风的发病风险

如吸烟者应戒烟或者限制吸烟量，饮酒应适量，避免过量饮酒；饮食成分中应减少动物脂肪的摄入量，多吃水果、蔬菜、鱼类、豆制品和乳制品；适量进行体力活动或体育锻炼；避免长期处于精神紧张状态，保持乐观的心态，避免过度劳累，这些措施均有助于降低中风的发病风险。

3. 积极治疗和控制中风的危险因素

中风是在高血压、糖尿病、心脏病、高血脂和肥胖等因素的长期作用下，导致脑血管功能损害。当脑血管功能损害到一定程度，在诱发因素的促使下而发病。因此，一旦发现自己有与中风相关的危险因素，应积极采取措施进行治疗和控制。

如高血压患者应根据医师的建议，调整好血压水平，将血压调整至140/90毫米汞柱以下。心脏病、糖尿病、高血脂、颈动脉狭窄和肥胖等患者也应该到医院就诊，根据专科医师的意见治疗和控制，并制定相应的中风预防方案。

重点预防

　　中风的重点预防是在一般预防的基础上，通过科学的检测手段，从中风的易患人群中筛选出高危个体，进行重点的干预。

　　对于已经发生过中风的患者，在积极进行康复治疗的同时，预防复发的措施与上述预防首发的措施基本相同。

脑卒中二级预防策略

　　（1）加强脑卒中后用药效果的观察，尤其在 24 小时内，预防各项并发症的发生；

　　（2）及时监测血压，加强患者的血压管理，严格控制血压，保持血压稳定，使之控制在一个理想水平（收缩压 140 ～ 160 毫米汞柱，舒张压 80 ～ 90 毫米汞柱），加强患者药物治疗依从程度。每周定时进行体重测量，控制体重指数在理想水平；

　　（3）劝导患者戒烟限酒，改变不良行为习惯；

　　（4）应注意热量的控制及营养的搭配，严格限制各种甜食，必要时可用木糖醇或其他代糖品；

　　（5）适当加强锻炼，改变好静不爱动的生活方式。此外，充足的睡眠能消除疲劳，促进器官组织的正常代谢，增加机体的抵抗力。

脑中风复发风险的评估

危险因素	分值	得分	
＜ 65 岁	0	9	高危：7 ~ 9 分
65 ~ 75 岁	1	8	
＞ 75 岁	2	7	
高血压	1	6	中危：3 ~ 6 分
糖尿病	1	5	
既往心肌梗死	1	4	
其他心脏病（除外房颤或心梗）	1	3	
外周动脉疾病	1	2	低危：0 ~ 2 分
吸烟者	1	1	
既往 TIA 或缺血性卒中病史	1	0	

中风常见的认识误区

1. 错误的观点

×.中风不可预防；

×.中风无需治疗（治不好）；

×.只有老年人才会发生中风；

×.中风后治疗 6 个月就会好。

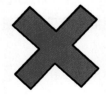

2. 正确的认知

√. 超过 80% 的中风是可预防的；

√. 发生中风应尽快就医；

√. 所有年龄段的人都可能发生中风；

√. 可能终生无法恢复。

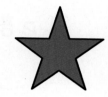

第 2 部分 安全用药管理

选用降压药

高血压是引起中风最重要的危险因素。只有降压达标，才能有效预防冠心病、中风等心脑血管疾病的发生，一般患者的血压应＜ 140/90 毫米汞柱。如果降压作用不平稳，会出现：

（1）血压急骤升高时，容易造成出血性中风；

（2）血压太低时，容易发生缺血性中风。

高血压的表现为哪些症状

头晕、头痛、颈项板紧、疲劳、心悸、视力模糊、鼻出血。

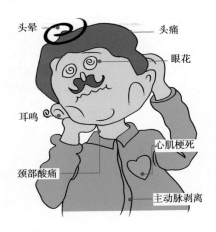

最好选用能 24 小时平稳控制血压的降压药！

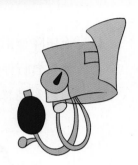

（1）每天只需 1 次服用的降压药，避免多次服药使血压忽高忽低；

（2）1 次服药不容易忘记，避免药物漏服引起血压波动。

最佳服药时间

（1）早上 6 点起床后立即服用，可以有效控制晨间血压的急剧上升；

（2）注意不要在睡觉前服用降压药，睡觉前服用降压药会使夜间血压降得更低，易出现脑血栓。

如果服用降压药后，血压达不到目标水平怎么办？

（1）注意自己是否仍有高盐饮食、吸烟等不良生活方式；

（2）及时和医护人员沟通，寻求解决方法。

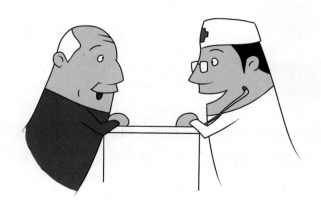

血压降下来，千万不要自己随意停药！

（1）血压降至正常不等于高血压被治愈；

（2）如果自行停药，血压会再次升高；

（3）血压忽高忽低，经常波动，容易诱发中风。

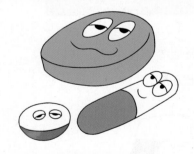

坚持药物治疗

千万不可
吃吃停停

血压降至正常后怎么办？

（1）不要中断降压药，要及时和医生沟通；

（2）在医生指导下减少药物种类和剂量；

（3）长期坚持维持量治疗。

切忌降压过度

降压过度是诱发中风的重要原因。因此，必须正确应用降压药。用药过程中要坚持定期测量血压，调节剂量，切不可自己随便加大药量。

长期服用降压药的好处

（1）可以保持血压长期平稳控制；

（2）保护心、脑、肾等重要脏器，免受血压波动造成的损害；

（3）减少不良事件发生，降低病死率。

降压药物分为六大类

1. 血管紧张素 I 转换酶抑制药（ACEI）

常用的有培哚普利、贝那普利、卡托普利。它是通过抑制血管紧张素酶的活性，减少血管紧张素 II 的形成而使血管扩张发挥降压作用。

注意事项

（1）因进食后可使药物吸收减少 50%，宜空腹用药。

（2）用药过程中，可能引起咳嗽，多为刺激性干咳，可伴有咽干、咽痒等症状。请及时报告医生，一般停药 3 ～ 7 天后，症状可明显缓解。

2. 血管紧张素 II 受体阻断药（ARB）

常用的有氯沙坦钾片、缬沙坦胶囊、坎地沙坦酯片。它最大的特点是直接与药物有关的不良反应较少，一般不引起刺激性干咳，降压作用起效缓慢，但持久而平稳。

3. α 受体阻断药

常用的有多沙唑嗪缓释片、特拉唑嗪片、哌唑嗪片。它能选择性的与 α 受体结合,竞争性阻断神经递质,扩张血管,降低外周阻力,从而发挥降压作用。

注意事项

(1) 用药过程中可能引起体位性低血压,表现为从卧位或坐位起立时,发生头晕等症状。

(2) 因此服用此类降压药后,在更换体位时动作应缓慢,在更换体位前可先做准备动作,即做些轻微的四肢活动,以避免体位性低血压的发生。

4. β 受体阻断药

常用的有普萘洛尔片、比索洛尔、美托洛尔。它能选择性的与 β 受体结合,竞争性阻断神经递质,抑制心肌收缩力和减慢心率,从而发挥降压作用。

注意事项

(1) 用药过程中可能会引起心率减慢。

(2) 服用此类降压药后,应定时监测脉率。

5. 钙通道阻滞药

常用的有硝苯地平控释片、氨氯地平片、拉西地平片、乐卡地平片。

它是通过阻滞钙通道，松弛小动脉平滑肌，降低外周阻力，从而发挥降压作用。

注意事项

（1）用药过程中可能出现头痛、面部潮红等。此类副作用出现与剂量有关，一般 1～2 周后可自行消失。

（2）用药过程中可能引起胫前、踝部水肿，临床上发现与利尿剂合用时可以减轻或消除水肿症状。

6.利尿降压药

利尿降压药是通过排钠排水，使细胞外液和血容量减少，从而发挥降压作用。

（1）排钾利尿药：用药过程中可能会出现低血钾。常用的有氢氯噻嗪片、呋塞米片、吲达帕胺胶囊。

（2）保钾利尿药：用药过程中可能会出现高血钾。常用的有螺内酯片。

注意事项

应用利尿降压药：定期抽血，查电解质，关注血钾情况。

选用降脂药

在严格控制血压的基础上进行降脂治疗，降脂治疗可使发生中风的危险进一步降低。降脂一定要达标，降脂药物也要坚持长期服用。

高血脂有哪些症状？

高血脂症在中风初期没有任何反应，多数是在化验检查时才发现，可谓是"隐形杀手"，血液中过多的脂质沉淀在血管壁上，可引起动脉粥样硬化。

为什么要选用降脂药？

（1）血脂中，低密度脂蛋白胆固醇（LDL-C）对人体危害较大，选用 LDL-C 的药物效果最好的是降脂药；

（2）选用降脂疗效强的降脂药，可以使用最低剂量，达到最大降脂幅度；

（3）选用无毒副作用、安全的降脂药。

常用的降脂药物有 4 类

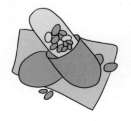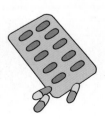

- 胆酸螯合剂
- 烟酸及其衍生物
- 他汀类
- 贝特类

他汀是我们使用最广的一种降脂药物，它的疗效得到了
医学界广泛的认可

他汀

降低"坏"胆固醇

使斑块变小、变稳定

减少心血管
疾病的发生

降脂目标

　　一般 LDL-C<100 毫克 / 分升，有冠心病、糖尿病的患者
LDL-C<80 毫克 / 分升。

检查项目	英文缩写	单位
总胆固醇	TC	毫摩尔/升 毫克/分升
甘油三酯	TG	毫摩尔/升 毫克/分升
高密度脂蛋白胆固醇	HDL-C	毫摩尔/升 毫克/分升
低密度脂蛋白胆固醇	LDL-C	毫摩尔/升 毫克/分升

低密度脂蛋白胆固醇又被称为
"坏胆固醇"
需要您重点关注

避免药物漏服的小窍门

（1）每天同一时间服药，联系每日常做的事，如刷牙、早餐、晚餐等；

（2）将药瓶放在显而易见的地方：

- ● 要避免儿童和宠物触及；
- ● 避免日光直射和潮湿

（3）使用日历提醒：

- ● 每日服药后在日历上做记号；
- ● 在日历上标注再次去医院需要的日期

药物预防治疗中风

按照专科医师的建议治疗中风，并应进行药物预防，目前肯定有效的药物有：

阿司匹林：国内外研究认为每日服用阿司匹林 100 ～ 300 毫克，能降低中风发病的风险，但只能降低 14% 左右。

他汀类药物：他汀类药物如阿托伐他汀、瑞舒伐他汀等降脂药，也具有一定的防止中风发病的作用。

其他：其他药物预防中风的效果不甚明确，根据医师的建议选用。

使用降压调脂药注意事项

（1）切记降压降脂过度：必须正确应用降压降脂药。用药过程中要坚持定期监测血压、血脂、肝功能，遵医嘱调节剂量，切不可自行随意更改药量。

（2）避免情绪激动：不良情绪会影响用药效果，导致再次中风或其他并发症。因此要保持积极乐观的态度，使精神放松、情绪稳定。

（3）适当运动锻炼：剧烈活动对中风患者是不适宜的，容易造成不良后果。而散步、打太极拳等运动可有效地降低血液内的低密度脂蛋白，从而减轻动脉粥样硬化，使血压血脂平稳下降。

（4）注意合理膳食：忌食高盐、高脂肪、高热量饮食，戒烟限酒。若连续长期进食高盐、高脂肪、高热量饮食，可使血压血脂进一步增高，最终导致脑梗死复发。

服用中药时要注意哪些方面？

（1）中药汤剂宜温服，丸剂可用温开水送服，或化开后服用；

（2）眩晕呕吐者，服药汤剂应量少，频服，热服，可在服药前含生姜片或少许姜汁；

（3）服用降压药时定时检测血压；

（4）痰热腑实及阳闭者中药汤剂应量少，频服，凉服。

内服中成药注意事项：根据医嘱按时按量服用，一般用温开水送服，服用胶囊不能锉碎或咬破，合剂、混悬剂、糖浆剂口服液等不能稀释，应摇匀后直接服用。

第 3 部分　日常膳食管理

中风患者的饮食原则

- 少吃多餐
- 细嚼慢咽
- 三四五顿
- 七八分饱
- 忌暴饮暴食
- 饮食清淡
- 戒烟限酒
- 忌辛辣刺激

日常饮食应注意什么？

- 限制脂肪摄入量
- 控制总热量
- 适量增加蛋白质
- 限制精制糖和含糖类的甜食
- 脑血栓的患者食盐的用量要小
- 注意烹调用料

为什么要忌食高脂肪、高热量饮食？

若连续长期进食高脂肪、高热量饮食，可使血脂进一步增高，血液黏稠度增加，动脉粥样硬化斑块容易形成，最终导致脑梗死复发。

中风发作后患者的饮食

1. 鼻饲饮食

如中风患者的病情已经稳定，但有不同程度的意识障碍、吞咽困难时，应采用鼻饲饮食。

将易消化的流汁状饮食，如浓米汤、豆浆、牛奶、新鲜蔬菜汁、果汁等分次注入，分 5 ～ 6 次各注入混合奶 200 毫升，注入食物不宜过热过冷，以 37 ～ 39 摄氏度为宜。

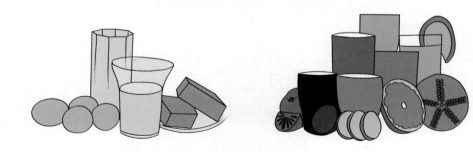

2. 糊状饮食

若中风患者神志清醒，但进食时有时会发生呛咳，则应给予糊状饮食。

饮食内容为蒸蛋羹、肉末菜末稠粥、肉末烂面条、牛奶冲藕粉、水果泥或将饭菜用捣碎机捣烂后给患者使用。

居家饮食护理——平衡膳食

中风患者以清淡、少油腻、易消化的平衡膳食为主。

（1）限制动物脂肪，如猪油、牛油、奶油等，以及含胆固醇较高的食物，如蛋黄、鱼子、动物内脏、肥肉等，因为这些食物中所含饱和脂肪酸可使血中胆固醇浓度明显升高，促进动脉硬化。

（2）可采用植物油，如豆油、茶油、芝麻油、花生油等，因其中所含不饱和脂肪可促进胆固醇排泄及转化为胆汁酸，从而达到降低血中胆固醇含量，推迟和减轻动脉硬化目的。

（3）饮食中应有适当蛋白质，常吃些蛋清、瘦肉、鱼类及各种豆类及豆制品，以供给身体所需要的氨基酸。一般每日饮牛奶及酸牛奶各一杯，因牛奶中含有牛奶因子和乳清酸，能抑制体内的胆固醇合成，

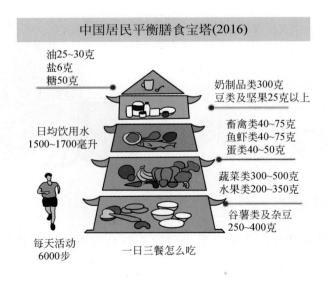

中国居民平衡膳食宝塔(2016)

油25~30克
盐6克
糖50克

奶制品类300克
豆类及坚果25克以上

畜禽类40~75克
鱼虾类40~75克
蛋类40~50克

日均饮用水
1500~1700毫升

蔬菜类300~500克
水果类200~350克

谷薯类及杂豆
250~400克

每天活动
6000步

一日三餐怎么吃

降低血脂及胆固醇的含量。饮牛奶时可将奶皮去除。豆类含豆固醇，也有促进胆固醇排出的作用。

（4）多吃新鲜蔬菜和水果，建议每天食用 5 种以上的蔬菜和水果，其总量在 350 克左右，最好多品种，经常更换。

（5）可多吃含碘丰富的食物，如海带、紫菜、虾米等，碘可减少胆固醇在动脉壁沉积，防止动脉硬化的发生。

（6）每日食盐量在 6 克以下为宜，因食盐中含有大量的钠离子，人体摄入钠离子过多，可增加血容量和心脏负担，并能增加血液黏稠度，从而使血压升高，对中风患者不利。

（7）忌用兴奋神经系统的食物，如酒、浓茶、咖啡及刺激性强的调味品，此外，少吃鸡汤、肉汤，且需忌暴食。

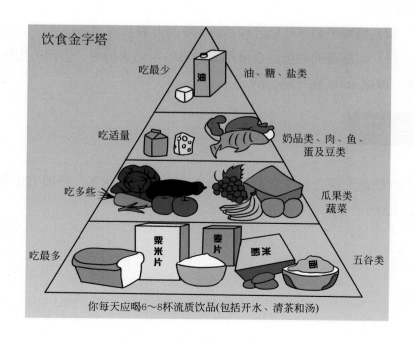

饮食准备——混合奶的配制

所需原料

鲜牛奶 600 毫升、浓米汤 350 毫升、鸡蛋 2 粒、白糖 50 克、香油 10 克、盐 3 克

配制方法

（1）把洗干净的鸡蛋磕开，放入干净盛器内，加入白糖、盐、油，用筷子搅匀；

（2）将鲜牛奶 600 毫升和米汤 350 毫升混合煮沸；

（3）将制成的鸡蛋混合液倒入煮沸的牛奶米汤中，边倒边用筷子搅拌，即成 1000 毫升混合奶。

成分包括

1000 毫升混合奶中含有蛋白质 40 克，脂肪 40 克，糖类 120 克，热量 1000 千卡。患者若并发糖尿病，免加白糖。

进食自助器

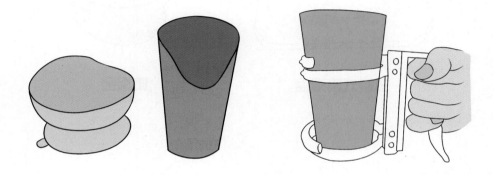

特殊水杯 + 水杯托架

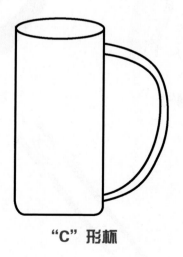

"C" 形杯

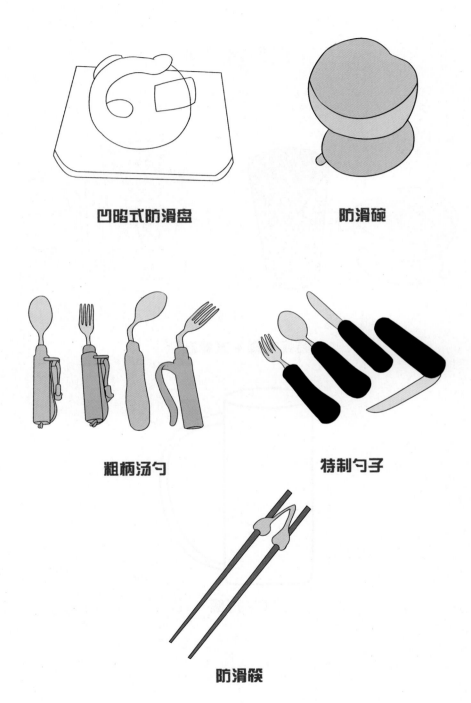

凹陷式防滑盘

防滑碗

粗柄汤勺

特制勺子

防滑筷

第4部分　生活起居管理

季 节 护 理

　　祖国医学认为，护理应该遵循"秋冬养阴"、"养肾防寒"的原则，随着一年四季太阳运行规律的不同，人的起床时间也应有所变化，春夏两季应该晚睡早起，秋天应该早睡早起，冬天应该早睡晚起。

　　冬季是心脑血管病的高发季节，老年人应该注意饮食起居，还要做到以下几点，就可以大大减少心脑血管疾病的发生：

　　（1）注意防寒保暖，避免严寒刺激；

　　（2）寒潮袭来，气温骤降时，要注意及时添加衣服；

　　（3）天气寒冷，老年人血管容易收缩，血液黏稠度比较高，一定要多喝水，降低血液黏稠度。

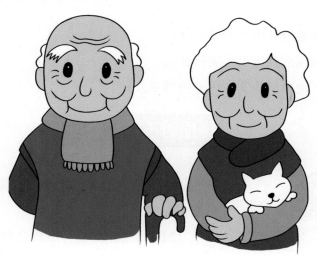

日常生活小细节

（1）室内以舒适、安全、方便为原则、温湿度适宜；

（2）室内陈设简洁，床高度适宜，安装夜照灯；

（3）厨房地面要防滑，浴室周围设扶手；

（4）起床注意保暖与安全，穿舒适拖鞋；

（5）洗脸、刷牙要用温水；

（6）中午养成午睡习惯；

（7）冬季：洗浴时，先让浴室温度上升后再入浴；外出时戴手套、帽子、围巾、穿大衣等，注意保暖。

日 常 护 理

起床时注意"三个半分钟"

如果起床太快，突然体位变化会造成体位性低血压，引起脑缺血，出现意外。

（1）睡醒后在床上躺半分钟；

（2）起床前在床上坐半分钟；

（3）下地前两腿垂在床沿再等半分钟。

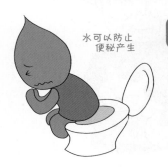

水可以防止便秘产生

排便时不要用力过度

（1）老年人由于活动少，肠蠕动缓慢，易造成便秘；

（2）用力排便会使血压急骤升高，易

发生脑出血;

（3）预防便秘的方法：适当运动，多饮水及进食富含纤维素的蔬菜瓜果，少食用刺激性食物;

（4）必要时遵医嘱使用润肠通便药物。

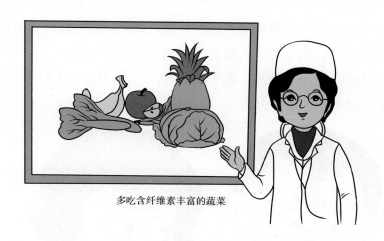

多吃含纤维素丰富的蔬菜

尽早戒烟

烟中的尼古丁可损害血管内膜，并能引起小血管收缩，管腔变窄，因而容易形成血栓。

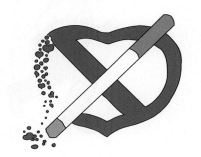

注意调整好作息

生活要有规律，保持一定节奏，避免过度劳累，不破坏生物钟。

如果劳累过度或者休息不好容易引起血压波动或血液动力学发生改变，易引发脑血栓的形成。

　　保持适量的体力活动或经常性的体育锻炼,保持体形,防止肥胖。

　　中等量或大量体力活动者比体力活动少者脑卒中发病率要低,因为体力活动倾向于降低血压和体重、促进血管舒张、提高糖耐量和促进心血管健康。所以患者根据自身的情况和爱好选择 1 ～ 2 项运动,例如,步行、跑步、游泳、老年门球等;运动强度控制在中等,以有轻度的心跳加快、微汗为宜。

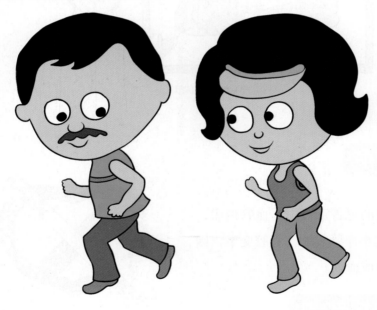

如何选择轮椅

　　市面上能够见到的轮椅有很多种,例如靠背可倾斜式的轮椅,高座席或低座席的轮椅,扶手可拆卸式的轮椅,脚踏板可外旋或可拆卸式的轮椅等。该买哪一种才合适呢? 选择轮椅时最重要的考虑因素是轮椅的尺寸,乘坐轮椅者承受体重的主要部位有臀部坐骨结节周围、股骨周围、腘窝周围以及肩胛骨周围。轮椅的尺寸，特别是座席宽窄、高度与靠背的高度以及脚踏板到座席的距离是否合适，都会使乘坐者相关部位的血液循环受到影响，并发生皮肤摩擦甚至压疮。此外，还要考虑安全性、轮椅的重量、使用地点以及外观等问题。购买轮椅时要注意以下几个方面：

（1）根据自己的实际功能状况选择合适的轮椅。

（2）座席高度：测量坐下时足跟至腘窝的距离，再加 4 厘米。偏瘫者可以选择低座席的普通轮椅，一般在 45 ~ 50 厘米，以便脚在膝关节和髋关节屈曲 90 度时可以充分着地，这样不仅可以维持身体的平衡，而且可以用健手驱动手轮、健足着地控制方向自行操作轮椅。若座席太高轮椅不能进入桌面下，太低时坐骨结节承受的压力过大。

（3）座席宽度：轮椅的座席宽度为两侧臀部最宽处的距离再加上 5 厘米，即臀部两侧各 2.5 厘米的空隙，一般为 40 ~ 46 厘米。当座席太宽时不宜坐稳，操作轮椅不便，肢体易疲劳，进出大门也有困难，太窄上下轮椅不便，而且臀部及大腿组织易受压。

（4）座席长度：测量坐下时后臀部至腘窝之间的水平距离，再减 6.5 厘米。若座席太短，体重主要落在坐骨上，造成局部受压过多，座席太长会压迫腘窝部而影响局部的血液循环，并易刺激该部位的皮肤。对大腿较短或有髋、膝屈曲挛缩者，宜使用短座席的轮椅。

（5）选用脚踏板可外旋或腿托可拆卸式的轮椅有助于偏瘫者的体位转移和自行操纵轮椅。

（6）靠背可倾斜式的轮椅主要适合身体状况较差者，如易出现体位性低血压者。当头部控制较差时可选用靠背较高的轮椅，以支撑其头部。

（7）选择带有轮椅桌的轮椅，便于进行各种日常活动，如进食、看书等，也有助于支撑患侧上肢。坐垫、靠背垫、扶手垫有助于降低局部组织的压强，减少皮肤擦伤和产生压疮的机会。选择带有马桶的轮椅，方便行动不便者在轮椅上大小便。

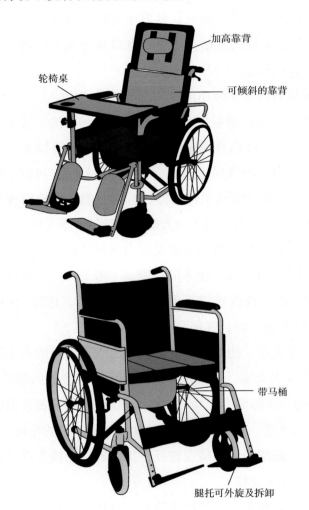

加高靠背

轮椅桌

可倾斜的靠背

带马桶

腿托可外旋及拆卸

改造您的家

为了让居家有个无障碍的生活环境，提供一个洗手间改造的部分设计方案，以供参考。

（1）设计原则：自力，安全。

（2）具体的设计方案

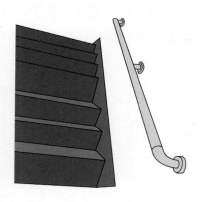

马桶：选择坐式马桶。马桶高度为 38 ～ 45 厘米。马桶中心线距墙约 45 厘米。侧墙扶手为"L"形，距地面约 70 厘米，长度约为 70 厘米。背侧扶手距地面 85 ～ 90 厘米，长度约为 100 厘米。

扶手离墙约 5 厘米，扶手直径 3.5 ～ 4.5 厘米。扶手需固定，并使用防滑不易折断的材料。

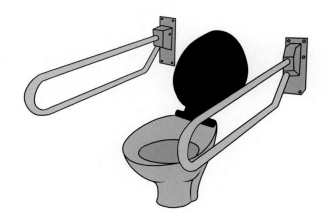

水龙头：采用感应式或长臂式。

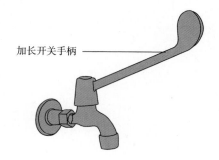

加长开关手柄

　　淋浴间：应设置固定扶手，离墙约 5 厘米，直径 3.5 ～ 4.5 厘米。淋浴间设置折叠座椅。

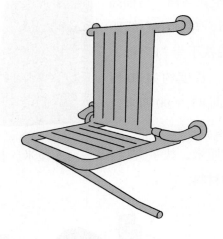

第5部分　情志管理

调畅情志

中医认为怒伤肝、思伤脾，所以要嘱患者调畅情志，勿动怒，以免肝阳上亢，勿忧思过度，以免损伤心神脾气，对于患者应该多一些关心和鼓励，多一点耐心，使患者树立战胜疾病的信心和决心。

保持心理平衡

（1）保持乐观平和的心态，知足常乐；

（2）遇事不要激动，避免与邻里、家人争吵；

（3）懂得享受生活，丰富业余爱好以淡薄心境。

为什么要保持良好的心情

（1）情绪过于紧张，可引起血管痉挛，血压骤升，血液变稠，从而影响人体正常血液循环，诱发血栓形成或血管破裂。而且健康的心态更有利于中风病症的恢复；

（2）情绪恶劣，尤其是暴怒或长期抑郁、焦虑，可引起血管神经调节失常，或导致脑血管收缩，是诱发中风的重要诱因。

脑中风患者心理各期的护理要点

1. 震惊期

医护人员和家属要密切注意患者的情绪变化。一般采取解释、安慰为主的支持疗法，减轻患者恐惧不安的情绪。

2. 否认期

脑中风患者多有认知功能障碍，对问题的理解有一定的困难，不要过早告知患者预后不良的后遗症，应逐步让患者对自己的病情有所认识。常采用行为疗法和认知行为疗法，系统应用强化手段增进适应性行为，运用鼓励的方式使好的行为模式保持下来。

3. 抑郁期

患者均有不同程度的认知障碍，对目前身体状况比较在意，对今后设想少。应重建患者的生活能力，鼓励患者完成自身可以做的事情，并及时给予表扬，燃起患者的信心。有自杀倾向患者采取心理治疗方法。近几年新兴的音乐疗法对脑卒中后抑郁患者有较好的效果，感受式音乐疗法简单易行作为首选的方法。

4. 对抗独立期

患者不适应的行为是重复行为的一部分。可采用行为疗法、认知行为疗法等重新概念化的内部语言使不适应行为去习惯化，为产生新的适应行为提供基础。在治疗中随时用强化、放松、行为限制等心理治疗技术。

5. 适应期

治疗方法仍以行为疗法和认知行为疗法为主，帮助患者巩固疗效，坚持采用正确的方式进行康复训练，争取恢复到最佳状态。

第6部分 康复锻炼管理

早期康复训练

发生脑血管意外的患者，一般都有不同程度的功能障碍。

如果患者能在发病后半年内得到系统有效的康复治疗和训练，就能明显改善中风导致的功能障碍，最大限度的减少致残率。

脑血管病康复医疗的主要内容

（1）避免"废用综合征"和"误用综合征"；

（2）使患者最大限度地生活独立和提高生活质量；

（3）使患者和家属在心理上最大限度地适应；

（4）通过社会的参与预防继发性的残疾；

（5）预防脑血管病的再发。

康复的主要目的

（1）预防残疾的发生和改善功能、语言交流、认知及其他受损的功能；

（2）尽可能恢复患者的日常生活活动能力；

（3）使患者在精神心理和社会上再适应，以恢复其自理的能力、社会活动和人际关系，提高患者的生存质量。

不同阶段的康复训练

1.完全性偏瘫阶段

　　帮助患者功能锻炼，防止肌肉萎缩，可采用按摩、推拿和被动运动。先按摩患肢，由手指、脚趾开始，向上向心按摩，揉、捏、拍打及屈伸关节，动作应该由轻到重，循序渐进。被动活动不要用力过度，以不使患者感到不适为原则，切忌强力牵拉，每次全身锻炼 15～30 分钟。瘫痪肢体位置要恰当，肘弯曲、腕和手指伸直、踝关节保持 90 度。由护理人员先向家属示范动作，然后由家属每天 3～4 次实施。也可用红花、当归等中药泡酒给予按摩。

2.部分功能恢复阶段

　　这一阶段要继续前一阶段的各项锻炼。同时帮助患者翻身、起立、站立锻炼，先扶床架、椅背站立，然后徒手站立。行走、下蹲，并配合拉绳、肢体简单动作训练，如上肢的外展、外旋、肘关节的伸屈活动、下肢的伸屈和足部的伸屈活动，逐步提高肌力和关节功能。

3.基本恢复阶段

　　在站立和上肢简单活动的基础上开始练习走路、手的精细动作和语言功能恢复。步行锻炼先在扶持下左右摆动身体，两腿轮流负重，继之踏步，逐步过渡到手扶拐杖独自行走。在出现划拳步态时，应练习屈膝和提腿动作。上肢锻炼可练习拿碗、抓握、捻动、穿脱衣服、扣纽扣、用匙筷、翻书报、打算盘、提物等精细动作，以提高生活质量，并进一步训练手的精细动作。

脑血管疾病的康复过程

约 5% 的患者会持续性恢复，故应该进行长期康复训练。

运动功能（3 个月内最快，6 个月内基本恢复）

1. 上肢功能的恢复

若经过训练 3 个月能抬举，并有一定手功能，以后有可能实现实用手或辅助手的功能。

2. 下肢功能的恢复

经过训练，90% 偏瘫者能站立，75% 偏瘫者能行走。

3. 言语吞咽功能障碍

部分失语症、大部分构音障碍通过康复治疗可重获功能；一半以上的吞咽障碍患者可通过康复治疗重获吞咽功能。

4. 认知功能障碍

40% 以上中风患者存在不同程度、不同类型的认知功能障碍，包括注意力、记忆力、理解力、判断力、定向力、自知力等的障碍。部分病人可通过药物和康复训练提高认知功能，改善康复预后，提高生活自理能力。

5. 心理、情绪障碍

患者会存在否认、震惊、焦虑、抑郁、接受这一心理变化过程，应接受心理评估，并及时得到心理疏导、药物治疗等手段进行改善，最后提高康复训练的配合程度，改善预后。

中风的康复原则

（1）康复应尽早进行；

（2）调动患者积极性；

（3）康复应与治疗并进；

（4）康复是一个持续的过程。

中风患者半身不遂的康复护理

从大脑皮质—皮质下结构—脑干—小脑—脊髓—外周神经—神经肌肉接点—肌肉组织—骨结构，这个复杂的链条中任何一个环节丧失或减弱，都会使运动功能受损，造成不同程度的瘫痪。

患者房间的安排设置要点

（1）为了避免患者偏瘫侧感觉障碍加重，必须创造条件使偏瘫侧受到最大刺激；

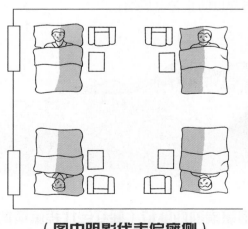

（图中阴影代表偏瘫侧）

（2）中风患者房间所有活动应尽量安排在偏瘫侧以利于给患者刺激。

保持良肢位

良肢位是拮抗痉挛模式，预防或减轻痉挛出现所采取的治疗性体位。尽可能少采用仰卧位，鼓励患侧卧位、适当健侧卧位，但三种体位应交替采用。

患者的仰卧位要点

（1）床铺必须尽量平整；

（2）头垫枕头，不要有过伸、过屈和侧屈；

（3）患肩下垫一小枕，使肩胛骨向前，以防止肩后缩、肩关节脱位；

（4）患侧上肢伸展稍外展，前臂旋后，手指伸展；

（5）患髋垫起以防止骨盆后缩；

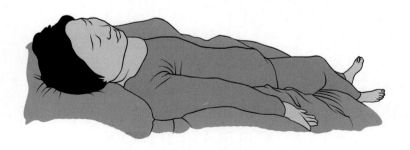

偏瘫患者的仰卧位（粉红色代表偏瘫侧）

（6）患腿股外侧垫一枕头以防下肢外旋；膝盖下垫一小枕；踝关节须保持中立位，以免引起足下垂。

患者的患侧卧位要点

（1）床铺必须尽量平整；

（2）头位要固定，躯干略为后仰，背后和头部放一枕头固定；

（3）偏瘫侧肩关节：向前平伸内旋；

（4）偏瘫侧上肢和躯干呈 90 度角，在床边放一小台子，手完全放上，肘部尽量伸直，手掌向上；

（5）偏瘫侧下肢：膝关节略为弯曲，臀部伸直；

（6）健侧上肢：放在身上或枕头上；

（7）健侧下肢：保持踏步姿势，放枕头上；膝关节和踝关节略为屈曲。

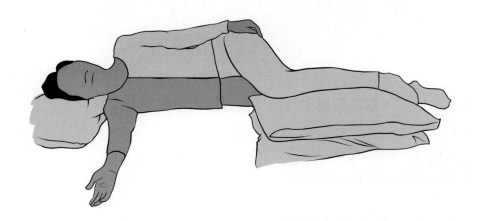

偏瘫患者的患侧卧位（粉红色代表偏瘫侧）

患者的健侧卧位要点

（1）头用枕头支撑，不让向后扭转，躯干大致垂直；

（2）健侧肩在下面，处于舒适位；

（3）患侧肩胛带充分前伸，肩屈曲90度角左右，上肢置于枕头上；肘稍屈曲，前臂旋前，手伸展；

（4）健侧下肢稍后伸；

（5）患侧髋、膝关节屈曲似跨步状态，在患侧下肢下方垫个枕头，保持屈膝屈髋，踝中立位，足不要悬空。

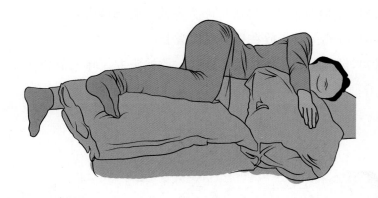

患者的健侧卧位（粉红色代表偏瘫侧）

患者的患侧翻身要点

（1）床铺必须尽量平整；

（2）患者屈膝平躺，足跟紧贴着床铺；

（3）方法：一手将膝关节向下托，另一手翻转骨盆，接着就着枕头移动肩关节，使患者翻转。

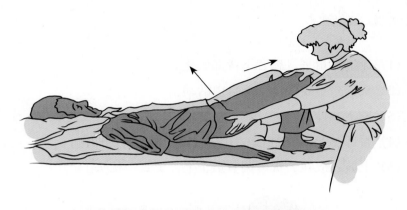

患者的患侧翻身（阴影侧代表偏瘫）

患者的健侧翻身要点

（1）瘫痪侧膝关节屈曲；

（2）患者双手紧贴一起；

（3）方法：同时翻转肩部和臀部，也可同时翻转臀部和足底以引导偏瘫侧。

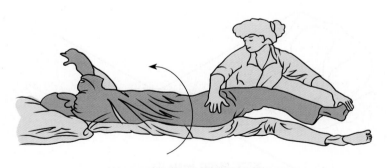

患者的健侧翻身（阴影侧代表偏瘫）

患者坐位要点

（1）床铺尽量平，患者下背部放枕头；

（2）头部：不要固定，能自由活动；

（3）躯干：伸直；

（4）臀部：90 度角屈曲，重量均匀分布于臀部两侧；

（5）上肢：放在一张可调节桌子上，上置一枕头。

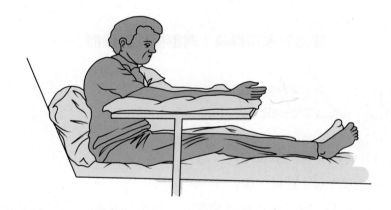

患者坐位（阴影侧代表偏瘫）

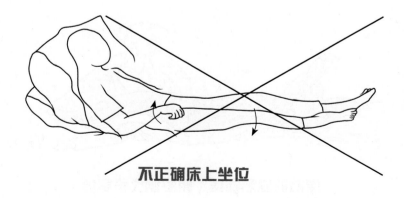

不正确床上坐位

患者轮椅坐位要点

（1）下背部放置一个枕头；

（2）患者双手前伸，肘放在桌上，转移双手正确姿势；

（3）双足平放地板上，或平凳上。

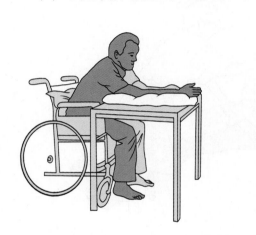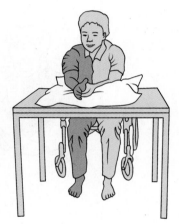

患者轮椅坐姿（阴影侧代表偏瘫）

按摩与被动运动

对早期卧床不起的患者，由家人或康复师对其瘫痪肢体进行按摩，预防肌肉萎缩，对大小关节做屈伸膝、屈伸肘、弯伸手指等被动运动，避免关节僵硬。

帮助患者活动要点

（1）患者躺在偏瘫侧，患者自行用健侧手撑住床铺，康复师抵住健侧臀部，引导患者肩关节向下；

（2）被动牵引患者移动患者要学会把重心分别向两侧转移，以利于前行；患者偏瘫侧手伸直；学会肩和骨盆协调运动；

（3）患者自行持续使偏瘫侧手向前牵引。

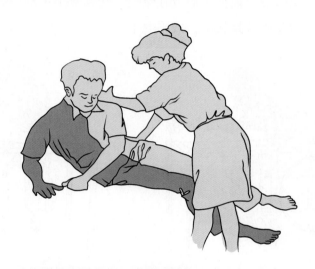

帮助患者活动1（阴影侧代表偏瘫）

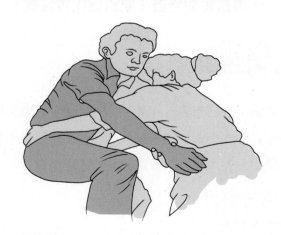

帮助患者活动2（阴影侧代表偏瘫）

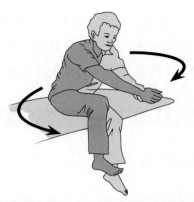

帮助患者活动 3 （阴影侧代表偏瘫）

患者卧位到坐位

从卧位到床边坐位训练：（辅助下坐起）将患者移至护士侧，护士一手在患者头部给予向上的辅助，另一手帮助患侧下肢移向床边并沿床缘垂下，将患者的双足踏地或踏在支撑台上。

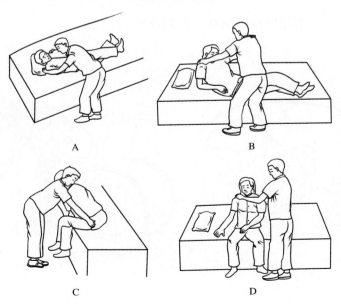

A　　　　　　　　　　　　B

C　　　　　　　　　　　　D

从卧位到床边坐位训练：（独立坐起）之后训练患者独立起坐，先做翻身动作，获得健侧卧位，健腿支撑患腿，将患侧上肢置于体前，指示患者一边用健侧臂支撑躯干，一边抬起上部躯干。

把患者从椅子上移到床铺要点

（1）患者不要支撑于椅子上；

（2）确保地板不滑；

（3）患者双手相握；

（4）患者重心前倾；

（5）患者重心转移撑起身体；

（6）转向椅子；

（7）通过肩关节引导患者。

患者自行转移

（1）患者前倾使重心前移，伸出双手；

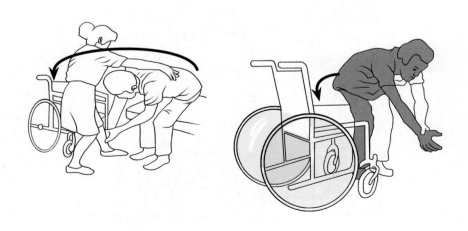

（2）抬起身体，可能的话，起立；

（3）绕偏瘫侧转移身体。

患者进行自我锻炼的方法

（1）开始时做深呼吸及简单的主动运动，着重偏瘫一侧手脚的伸展运动：肩外展、上肢外展、下肢弯曲；

（2）运动间隙用枕垫、木架维持肢体功能位，防止上肢屈曲、足下垂等畸形；

（3）可逐步增加坐、立、行走联系，进行正确步态行走、上下楼。注意加强保护，防止跌伤等意外；

（4）上肢活动功能初步恢复后，着重做爬墙、抓放物品、盘核桃等运动，加强自理能力练习：进餐、梳洗、穿脱衣服等；

（5）情况进一步好转，可进行写字、编制、园艺等劳动治疗。

中风恢复期家庭肢体功能康复训练

平衡训练

开始时坐在床边，双腿下垂于床边，再下地坐椅子，每次坚持10～15分钟，然后练习站立平衡，最后步行训练，其步骤为：站立练习，分为助手扶住站立、扶杖站立、坐椅站立，站立时身体左右转动，左右侧弯和前后倾斜。

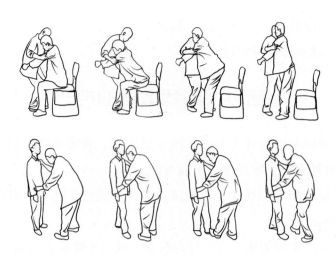

坐位平衡训练

　　患者在无支撑下静坐，头部和躯干调整为中间位，肩关节外展，外旋，肘关节伸展，腕关节背伸，患手支撑于床面，髋关节、膝关节、踝关节屈曲 90 度角，双足踏地与肩同宽。患者保持数秒后，慢慢倒向健侧，自己能调整至原位，必要时给予帮助并注意安全防止跌倒。静态坐位平衡训练后，患者双手进行 Bobath 握手，伸向身体各个方向，不要增加支撑面完成自动态平衡训练直至他动态平衡训练。

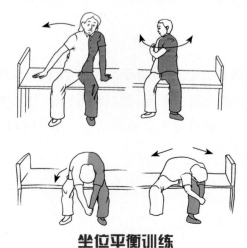

坐位平衡训练

立位平衡训练

　　首先进行坐位站起训练，掌握重心转移，患腿负重，体重平均分配。动作要领为双足后移，屈膝稍＞90度角，躯干伸直前倾，肩和双膝前移过脚尖，然后髋、膝伸展站起。坐下时，躯干前倾，膝前移及髋、膝屈曲坐下。立位平衡训练前，坐位提腿踏步，增加肌力，为站立做准备。患者站起后，双手垂于体侧，膝关节不能过伸或过屈，保持站立位。可逐步进行扶持站立、平衡杠内站立、逐渐除去支撑为徒手站立、能患肢负重、重心左右移动，达到自动态立位平衡。在受到外力推拉的情况下能调整重心保持平衡，说明已达到他动态立位平衡。

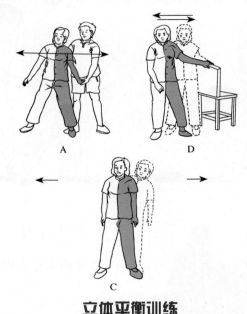

立体平衡训练

1. 独立站起

　　（1）双足分开与肩同宽，患足稍后；

　　（2）患者 Bobath 握手，双臂前伸躯干前倾；

　　（3）双肩超过双膝时抬臀，伸膝站立。

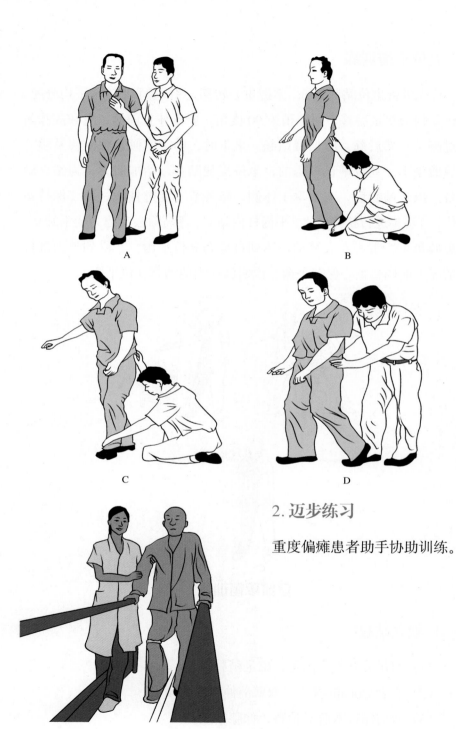

A

B

C

D

2. 迈步练习

重度偏瘫患者助手协助训练。

3.行走练习

（1）持杖步行。

步行顺序：手杖→患腿→健腿。

注意事项：① 持手杖向前伸出；② 患腿向前迈一步，由健侧下肢和手杖负重；③ 健腿向前迈步，由患侧下肢和手杖负重。练习时注意保持身体平衡。

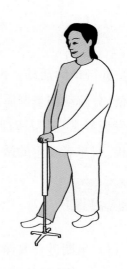

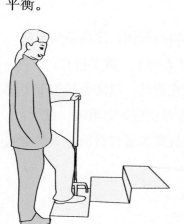

（2）上楼梯。

上楼梯顺序：手杖→健腿→患腿。

注意事项：① 健手持手杖放在上一级楼梯；② 健腿向上迈一级，由患侧下肢和手杖负重；③ 患腿向上迈一级，由健腿下肢和手杖负重。练习时注意保持身体平衡。

（3）下楼梯。

下楼梯顺序：手杖→患腿→健腿。

注意事项：① 健手持手杖放在下一级楼梯；② 患腿向下迈一级，由健侧下肢和手杖负重；③ 健腿向下迈一级，由患侧下肢和手杖负重，练习时注意保持身体平衡。

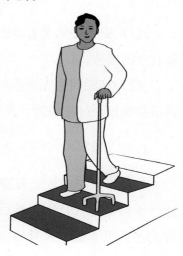

ADL 训练

先进行单侧活动，再进行双侧协调活动，先粗大后精细，先简单再复杂，分解动作掌握后再进行组合运动。训练时注意观察患者的情况，一旦发现异常姿势及时调整。功能训练是反复学习、实践，逐渐加强的过程。对患者发生的微小变化给予评价和鼓励，以保证训练顺利进行。

进食指导

（1）早期进食要保持全身放松，头部略向前倾，颈部微微弯曲，躯干伸直，上肢以伸展位平放在餐桌上，掌心向下，健手进食；

（2）切忌将患侧手臂下垂或屈曲放置在胸前，以防止肩关节半脱位发生或加重脱位；建议餐具下垫毛巾或带橡皮垫的防滑碗、盘子；

（3）单侧忽略的患者，家属站在患侧提醒患者进食防止一侧食物漏食，克服对偏瘫侧的忽视。

更衣指导

（1）护士评估患者动态坐位平衡和认知功能良好后，方可进行穿脱衣服的训练。

（2）其原则为先穿患肢，后穿健肢。先脱健肢，后脱患肢。衣服建议穿宽松、纯棉质地、开衫为宜。

1. 穿开衫

患者将衣服横放于双膝上整理，将上衣的里面朝外，衣领朝上，使患手容易穿入其中，然后将衣袖沿手臂拉到肩部。肘关节伸展，肩胛前伸。患者健手从身后绕过去抓住衣服，拉向健侧，也可用牙齿咬住衣领，直到健手穿入另一只衣袖。整理衣服，使纽扣对准扣眼，用健侧拇指撑开扣眼扣上纽扣，若手指功能较差，可用魔力贴完成。脱衣时相反。

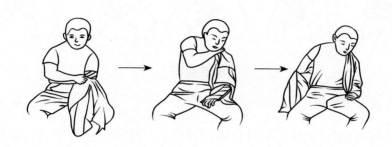

穿开衫

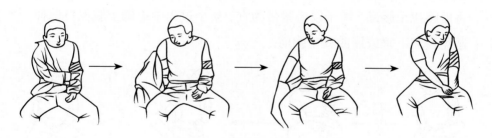

脱开衫

2. 套头衫

穿脱较开衫难以完成。穿套头衫时，患者在双膝整理好衣服，使领子在远端，颈部的标签在上，患侧手臂伸进衣袖里，健手将衣袖拉到肩，然后健手穿入另一只袖子。抓住套头衫的背面套过头部，同时身体前倾使患者手臂保持伸直。脱套头衫时，将衣服后部分向上拉起，先退出头部，用健手先将患侧脱出衣袖，然后在摆动健侧上肢衣袖脱出。

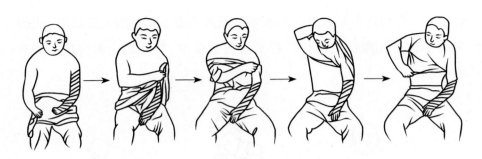

穿套头衫

3. 穿脱裤子

训练时临床上多采用组合体位即坐位 - 站位。穿裤子时，患者首先将患腿交叉放在健腿上，用健手将裤腿穿进患腿中，并穿至膝部以上，患足平放于地上，患手放在膝部，健手将裤子穿进健腿，双膝负重站立，将裤腰拉至腰部。裤子以松紧带为宜。整个过程中患侧上肢保持前伸，避免自然下垂或屈曲放于胸前。

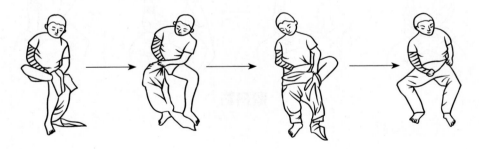

穿裤子

如厕动作

患者独立完成如厕动作的前提，能掌握轮椅到便器的转移动作以及从便器起立的方法。

选择较高的便器有利于患者的起坐，蹲坑便器需要更换，或者制作坐位木架，放置于蹲坑式便器之上，卫生间内要安置扶手，以便蹲起防止滑倒。

大小便管理

（1）生活不能自理者，男性可用集尿器，使用尿壶或塑料小袋系于外生殖器上等，女性患者用塑料便盆帮助完成大小便；

（2）白天多饮水，晚上减少饮水量，避免影响休息；

（3）用力大便有加重病情可能，早期开始活动，多吃粗纤维蔬菜，如芹菜、小白菜等保持大便通畅，无糖尿病患者吃香蕉润滑肠道，有利于排便；

（4）养成定时大便的习惯，每日一次为宜，如大便困难或 3 日无大便使用缓泻剂或开塞露等，便秘严重者可用低压肥皂水灌肠，排便时按摩腹部或屏气增加腹压利于大便排出。

协助患者安全淋浴

（1）采用浴缸和站立位的淋浴。饭后不宜立即淋浴，饭后 30 ～ 40 分钟后进行，浴室温度在 24 ～ 26 摄氏度为宜，用健侧肢体测试水温，以免发生烫伤或着凉，时间不超过 30 分钟；

（2）患者洗不到的地方，使用加长的刷子，或者将毛巾两端固定环扣，健侧手在后背上方，拉动毛巾擦洗后背；

（3）使用专门淋浴用椅，防止滑倒；

（4）不建议患者用浴缸洗浴，进出浴缸不方便，存在安全隐患，如果使用，患者靠近并站在浴缸外，背对着已放在浴缸上的浴板，小心地坐在浴板上。健腿先移进浴缸，患腿要"搬"进浴缸；

（5）当双腿都在浴缸内时，协助患者站起、站稳后向浴缸中央挪动，面对水龙头再坐在浴板上。

进食注意事项

（1）保持进食环境安静，减少干扰，不要与患者交谈，以免分散患者注意力；

（2）喂食者采用坐位，与患者保持平视，必要时给予患者适当的语言提示，比如张口、咀嚼和吞咽等语言；

（3）在进餐后30分钟内应观察患者有无窒息、咳嗽、音质改变等征象；

（4）增强口腔清洁，脑卒中患者由于经历了多种应激情况，如意识障碍、经口呼吸、插管等，对口腔健康产生负面影响：① 用具：推荐采用儿童软毛带背胶的牙刷，刷毛可增加机械的摩擦力，有效将牙齿面、牙缝隙、牙菌斑清洁干净，患者舒适度提高。牙刷的背胶可对患者的颊部进行按摩，增强口腔间接训练；② 口腔护理频次：每日给予早晚及三餐前后的口腔护理；③ 口腔护理液：患者口腔没有感染的情况下，最好采用0～4摄氏度的凉开水，清洁的同时可以诱发吞咽反射；④ 口腔护理步骤：准备盛满漱口水杯，牙刷蘸少量漱口水，潮湿即可。按照正常人刷牙顺序和方法清洁口腔，最后用止血钳夹紧清洁湿棉球将口腔内食物残渣裹出。

中风患者的功能训练应掌握循序渐进的原则，按照卧、坐、立、行的顺序逐步训练。

运动训练常用的一些器械

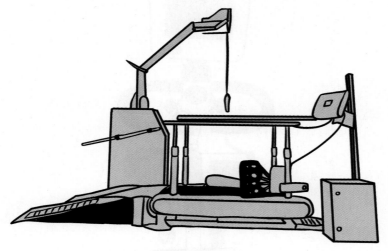

康复机器人

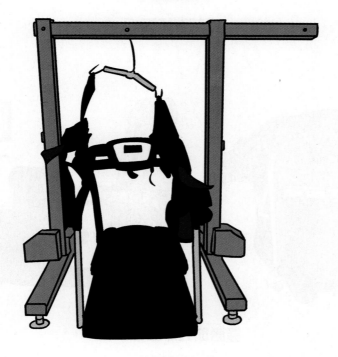

电动跑步台

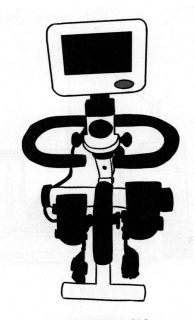

脊柱训练系统

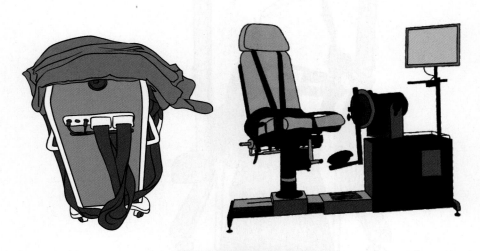

等速肌力测试训练仪

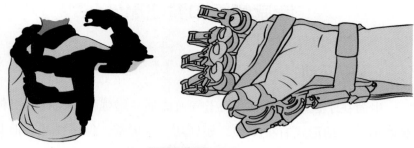

康复机器手

作 业 治 疗

作业治疗用于改善手功能指向性专项训练。

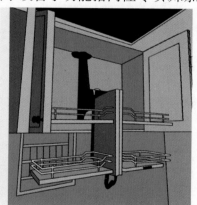

可升降的整体橱柜

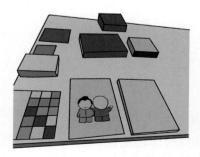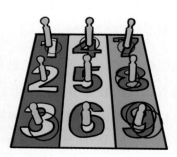

作业治疗室（OT 室）

家庭康复中要注意什么

1. 适量运动

生命在于运动，运动有助于气血流通、增强体质、提高机体的抗病能力。运动形式有很多种，如气功、太极拳、保健操等，但其中最为简便易行的是散步。

（1）一般每次康复时间为 15 分钟左右，每日 2 ~ 3 次即可，速度应缓慢，以微微汗出为度，心率每分钟 110 ~ 120 次为度。运动过程中，如出现异常症状，如头痛、头晕、心慌、恶心、呕吐等，要立即停止运动。

（2）持之以恒、循序渐进；注意安全，防止意外。

2. 保持肢体良肢位

（1）瘫痪肢体的手指关节应伸展、稍屈曲，为此可在患者手中放一块海绵团；

（2）肘关节应微屈，上肢肩关节稍外展，避免关节内收，伸髋、伸膝关节；

（3）为了防止足下垂，应使踝关节稍背屈；

（4）为了防止下肢外旋，需要在外侧部放沙袋或其他支撑物。

3. 加强瘫痪肢体的活动

加强瘫痪肢体的活动包括肢体按摩、被动活动及坐起、站立、步行锻炼等，可防肢体挛缩、畸形。

（1）着重偏瘫一侧手脚的伸展运动：肩外展、上肢伸展、下肢弯曲；

（2）运动间隙用枕垫、木架维持肢体功能位，防止上肢屈曲、足下垂等畸形；

（3）逐步增加坐、立、行走练习，进行正确步态行走、上下楼。注意加强保护，防止跌伤等意外；

（4）上肢活动功能初步恢复后，着重做爬墙、抓放物品、盘核桃等运动，加强自理能力练习：进餐、梳洗、穿脱衣物等。

4. 不要过度关节被动运动

在做关节被动活动时必须注意角度及频度，一般各关节每一单元活动 3 ~ 5 次，每日重复 3 个单元活动量即可达到康复目的。为了防止关节挛缩的产生，切忌几十次、上百次粗暴地关节被动活动。

第 7 部分 中医特色康复

失眠的中医护理方法

（1）营造舒适的睡眠环境；

（2）睡前中药泡脚 15 ～ 30 分钟，饮热牛奶一杯；

（3）睡前给予开天门疗法或自我按摩头面部、耳郭、涌泉穴等；

（4）遵医嘱给予安眠镇静药，中药可用酸枣仁粉、补心丹等。

呕吐的中医护理方法

（1）取侧卧位，及时清理呕吐物，更换被污染的衣被；

（2）呕吐剧烈者，禁食，可为患者做腹部按摩（用掌心自上而下
按摩）或轻拍背部；

（3）按摩内关、中脘、丰隆、风池等。

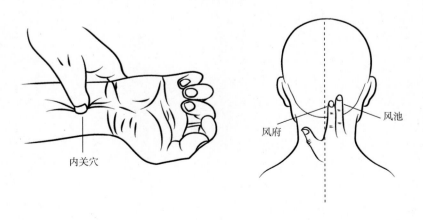

内关穴

风府

风池

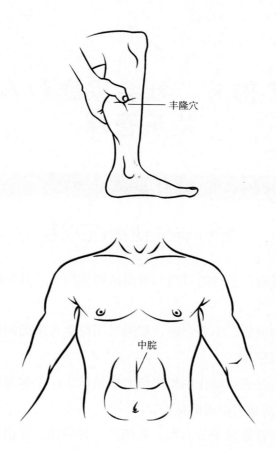

丰隆穴

中脘

血证（吐血）的中医护理方法

（1）注意观察患者呕吐物颜色、大便颜色、尿量、血压等，如有发现四肢厥冷、脉象微弱、呼吸急促等情况应立即报告医生，配合做好消化道出血的急救护理；

（2）使用保护胃黏膜的药物，如云南白药等，预防上消化道出血；

（3）止血后尽早给予肠内营养支持，促进胃肠功能的恢复。

第8部分 社会家庭和人际关系管理

营造温馨和睦的家庭氛围，以缓解患者紧张、焦虑、孤独的情绪。

如何与失语患者沟通

（1）用缓慢、亲切的口吻和短而清晰的句子，对失语者讲话，与其多沟通。

（2）鼓励说话，不要强逼，发问时用简单直接的问题，使患者答"是"或"不是"。

（3）可通过表情动作取得失语者的信任，一个和蔼的微笑、一个关注的目光能增强失语者的信心。

（4）失语者常常十分自卑，要创造一种轻松、和谐的气氛，用他熟悉的名称及术语与其交谈。

（5）要有耐心，留给足够的时间让失语者去思考和回答问题。

（6）要坦诚，尽可能去理解失语者说的每一件事，不要假装全部都能听懂他的话。

（7）不要打断失语者说话，或者完成他的句子给他"填空"。

（8）对于有严重沟通问题者，鼓励用手势帮助交流，例如：张口是吃饭，竖大拇指是如厕等，对他取得的微小进步给予及时鼓励。

语言功能训练

（1）从简单发单音、双音、短句到生活日常用语；

（2）给患者听音乐、听广播；

（3）逐步训练，让患者多开口；

（4）鼓励有文化者读晚报；

（5）家属陪护人员主动与患者交流，鼓励患者说话，使患者早期开口。

中风患者及家属应配合康复治疗

（1）要充分认识到康复治疗的重要性；

（2）在康复医生的治疗及监护下，尽量早期的进行康复治疗，若病情允许，尽快进行强化治疗（每日 4 ~ 6 小时的训练）；

（3）要学会转移、搬运病人的技巧；

（4）不能盲目追求"能走"，而是要"走好"；

（5）给予患者充分的关爱，但不能"无微不至"；

（6）定期门诊，综合治疗，预防再中风。

您能行、您最棒！

出院回家后，生活质量能否恢复到中风之前，能否自理并重返社会，很大程度取决于患者自我康复的质量。因此，居家康复对生活自理能力的恢复至关重要。

自己能做的事，自己努力去做，再好的医生、再好的护士、再好的治疗师都是战胜疾病的外部条件，要早日康复还需您的不懈努力，坚持锻炼，持之以恒才是战胜疾病的关键！

视 频 目 录